中医灼烙法治疗咽喉疾病

◎

主编

张勉　桂雄斌　李艺　高阳

广西科学技术出版社

图书在版编目（CIP）数据

中医灼烙法治疗咽喉疾病 / 张勉等主编. —南宁：广西科学技术出版社，2020.8（2024.4 重印）

ISBN 978-7-5551-1388-1

Ⅰ．①中… Ⅱ．①张… Ⅲ．①中医五官科学—耳鼻咽喉科学—烙法—治疗 Ⅳ．①R276.1

中国版本图书馆 CIP 数据核字（2020）第 134935 号

中医灼烙法治疗咽喉疾病

张勉　桂雄斌　李艺　高阳　主编

策划编辑：罗煜涛
责任编辑：李　媛　　　　　　　　　　装帧设计：韦娇林
责任印制：韦文印　　　　　　　　　　责任校对：夏晓雯
出　版　人：卢培钊
出版发行：广西科学技术出版社
社　　　址：广西南宁市东葛路 66 号　　　　邮政编码：530023
网　　　址：http://www.gxkjs.com

印　　　刷：北京兰星球彩色印刷有限公司

开　　　本：787 mm×1092 mm　　1/16
字　　　数：64 千字　　　　　　　　　　印　　张：4
版　　　次：2020 年 8 月第 1 版
印　　　次：2024 年 4 月第 2 次印刷
书　　　号：ISBN 978-7-5551-1388-1
定　　　价：49.00 元

编委会

主　编　张　勉　桂雄斌　李　艺　高　阳

副主编　廖　巍　陈　潇　王伟玲　吕惠灵

编　者　方燕飞　孔秀莲　冯纬纭　伏广虎

　　　　杨培培　李伟梅　张钢军　陈　平

　　　　李雪微　幸莒莒　郑琴媛　莫绍毅

　　　　莫春秋　高春燕　唐旭丽　黄卓燕

　　　　黄翔明　梁影妮　董广敬

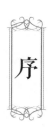

序

　　中医自古流派众多，门派之见纷杂。不少医家为彰显"祖传""秘法"等"神奇"疗效，各执己见，各承家技，更是鲜少将个人经验公之于众。由广西中医药大学第一附属医院主编的《中医灼烙法治疗咽喉疾病》一书，正是突破狭隘的传统观念，为中医外治法治疗咽部疾病提供宝贵的图文资料，这种形象地传承方式在专科书籍中是鲜有的。

　　中医将咽喉称之为"要道"，咽喉虽居方寸之地，却是决断生命之要冲，咽喉如若失养，可致诸病丛生。故在中医学发展过程中，喉科自成一门。中医灼烙法距今已有1300多年历史，最早可追溯到唐代名医孙思邈所著的《千金翼方》，明代陈实功的《外科正宗》载"凡喉痹不刺血，喉风不倒痰，喉痛不放脓，喉癣乳蛾不针烙，此皆非法"。可见灼烙法在古代咽喉疾病治疗中的重要作用。

　　近半个多世纪以来，喉科专著鲜见于世，不少传统技法面临失传。《中医灼烙法治疗咽喉疾病》一书继承中医外治法，发挥专科特色，撷取灼烙法精华，系统地阐述操作要领、适应证及禁忌证等，通过图文方式为临床工作者提供了直观的灼烙法参考资料，实用价值显著。

　　《中医灼烙法治疗咽喉疾病》一书，不仅对中医耳鼻咽喉科学在外治法的发展方面有重要意义，而且为中医专科技法的继承与发扬写下重要一笔。希望在不久的将来，会有更多疗效显著的特色疗法得到挖掘整理，继承发扬，服务患者。

刘大新谨识

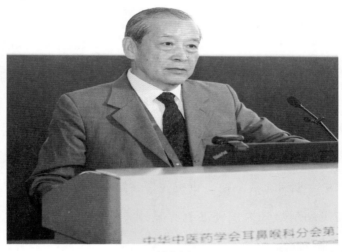

刘大新

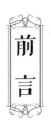

前言

　　《中医灼烙法治疗咽喉疾病》的写作想法最早萌生于2015年。在中医灼烙法的长期实践中，广大患者及基层医务工作者都对中医灼烙法的神奇疗效给予了高度评价。我们在对前人经验的总结与开拓中，认识到灼烙法不仅可以治疗慢性扁桃体炎，而且可以治疗部分咽喉炎及喉源性咳嗽（以下简称"喉咳"），是一项适宜在基层推广的中医技术，且有感于历届灼烙技术学习班学员的学习热情和外地患者的求医之苦，萌生了将临床经验编写成书，把"秘法"公开推广，以此造福患者的想法。

　　本书编写力求体现临床实用性，坚持以通俗易懂、简洁明了的方式，阐述基础理论、操作要领、适应证及禁忌证等，通过图文并茂的方式展现临床病例，并且注重传承与创新相结合，在传统灼烙法治疗慢乳蛾的基础上，增加了慢喉痹和喉咳的临床治疗案例。本书的主编、副主编均由资深的中西医临床专家担任，所有参编人员均具有丰富的灼烙技术临床实践经验，所选择的治疗方法和收集的临床病例均具有很好的代表性。

　　本书编写过程有计划、有步骤，层层筛选临床资料，反复斟酌文字内容，编委会反复论证，几易其稿，不断完善。本书在编写出版过程中得到广西中医药大学、广西中医药大学第一附属医院的大力支持，多家社区医疗机构为本书提供了翔实的病例及照片，在此一并致以衷心的感谢！

　　本书初版，难免有不完善之处。由于萌生编写本书的想法之前，大量临床病例的记录并不全面和规范，使得很多更具有代表性的病例未能收录，书中收录的病例资料仍显单薄，期待本书再版时能够补充更多、更翔实的病例。另外，由于编者水平所限，不足之处，祈望读者见谅，并欢迎广大读者提出宝贵的改进建议。

　　　　　　　　　　　　　　　　　　　　　　　　　　　　编者

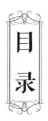

目录

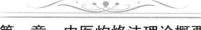

第一章　中医灼烙法理论概要

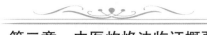

第二章　中医灼烙法临证概要

第一章

中医灼烙法理论概要

第一节　中医灼烙法的理论研究

一、中医灼烙法的发展史

灼烙法最早见于唐代，是中医用火烙法治疗乳蛾病的一种外治方法。唐代孙思邈的《千金翼方》中有云："先以竹筒内口中，热烧铁从竹中柱之，不过数度，愈。"清代《焦氏喉科枕秘》记载："烙铁，用纹银打茶匙样，用陈艾包于烙铁外，以棉花包住，蘸油，灯火上烧尽无烟，搁在灯上，取圈撑住口，令人扶住，俫定舌根，使人刮净烙铁，看真患处，连烙一烙，即出，不可过缓，恐伤犯蒂丁。烙铁放之上烧红，依前法治之，须眼明手快。"此法在中医古文献上的记载或研究不多。20 世纪 60 年代，辽宁省中医院黄香九报道火法分为火针、火刀、火烙、上药 4 个步骤，以将乳蛾烙平为度。

灼烙法是在中医火烙法的基础上，经过 20 多年的研究逐渐发展形成的。20 世纪 80 年代，多个医家经研究认为，只需要火烙一个步骤即可，但每次火烙 20 铁，共烙 20 次才能达到疗效。因其疗程长达数月，儿童、老人难以接受。20 世纪 90 年代，陈隆晖教授和孙海波教授开始对灼烙法治疗慢性扁桃体炎进行研究和实践，并分别发表了相关文章，引起了中医界的广泛重视，灼烙法也在临床上取得了良好的疗效。因此，陈隆晖教授和孙海波教授在中医火烙法的基础上对灼烙技术进行改良，经过 20 多年的研究，灼烙法在乳蛾表面予以低温灼烧的物理性刺激 7 ～ 10 次，可减

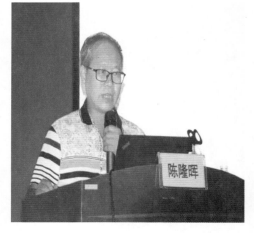

陈隆晖，四川省名中医，世界中医药联合会耳鼻喉口腔科学专业委员会常务理事，《中医眼耳鼻喉杂志》编委。发表论文 60 余篇，参编多部国家规划教材与专著。带领团队研制出了"TCA-1 型扁桃体治疗器"，并荣获国家专利。

少局部炎症；在加温加压的条件下，可让肥大的扁桃体缩小，减轻打鼾症状，并能保留扁桃体，消除炎症。此疗法对虚火乳蛾均有疗效，不仅操作方法简单、安全、无痛苦，不使用任何药物，治疗期间不影响正常的生活工作，而且无须中医辨证，让学习者避免了掌握辨证论治所受到的困扰。

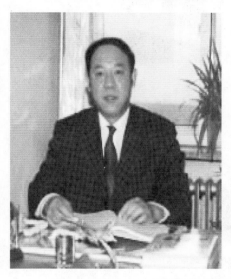

孙海波，辽宁中医药大学教授，博士研究生导师，师从于干祖望教授和李鸿全教授。中华中医药学会耳鼻喉科分会常委，全国中西医结合学会耳鼻喉科学会委员。主编有《中药治疗五官病》《中医耳鼻咽喉科学》等著作。

2005 年，陈隆晖教授开始在泸州周边举办扁桃体灼烙研修班，开展专题讲座。当时，绝大多数人不能接受，认为慢性扁桃体炎一向顽固难治，怎么可能这样简单碰一下就好了呢？一些西医大夫更认为这是无稽之谈。面对质疑，陈隆晖教授没有放弃，也没有灰心，他选择合适的案例，免费为他们治疗，在治疗的过程中不断进行现场教学，手把手教大家如何操作。当学员们看到一个个慢性扁桃体炎患者在陈教授手中慢慢康复的时候，一传十，十传百，越来越多的人主动加入灼烙技术学习班。经过陈隆晖教授 30 年的坚持和传授，目前全国 21 个省（自治区、直辖市）的部分诊所医生已经开展了灼烙技术应用，超过5000 余名医生参加了培训班，有超过 10 万名患者因此而受益。

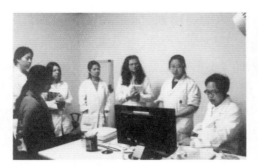
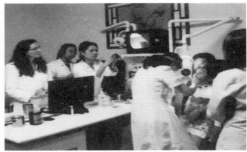

外国同仁学习灼烙技术

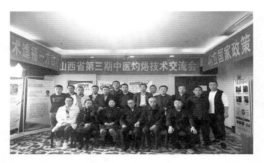

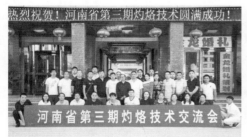
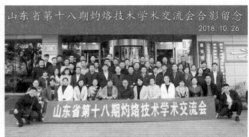

陈隆晖教授在全国各地讲课

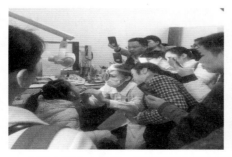
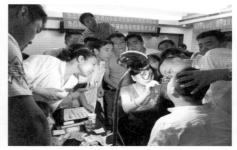

广西中医药大学第一附属医院耳鼻喉科举办中医外治学习班，学员学习灼烙技术

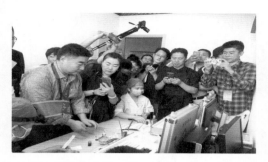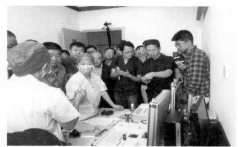

广西中医药大学第一附属医院耳鼻喉科医师在中华中医药学会耳鼻喉科分会第二十五次学术年会上，向学习班学员示范灼烙技术应用操作

二、中医灼烙法的现代研究

孙永东、贺晓芳、杨朝纲等发表文章《灼烧技术治疗慢性扁桃体炎对患者免疫功能的影响》，认为 IL-4、IL-5、IL-10、INF-γ、TGF-βINFY 均在慢性扁桃体炎的发病及进展过程中发挥了重要作用，而灼烧技术治疗具有降低上述细胞因子表达的作用。此外，还显示灼烧治疗后 TLR2 水平与 NF-κB 水平呈正相关（$r = 0.49$，$P = 0.04$）。从而证实，中医灼烧治疗技术可以通过影响 TLR2 介导的 TLR-NF-κB 信号通路，进而影响免疫细胞中细胞因子的产生，最终起到治疗慢性扁桃体炎的作用。

陈隆晖、程涛、姜玉良等发表文章《改进灼烙法对慢性扁桃体炎临床治疗及免疫功能的影响的研究》，观察灼烙法治疗慢性扁桃体炎的疗效及其对患者 T 细胞亚群的影响，发现治疗后患者 T 细胞亚群数目明显增加，从而得知灼烙法治疗慢性扁桃体炎有效，并可提高患者 T 细胞亚群数目。

陈隆晖、陈瑶、杨家惠对 90 例患者治疗前后的外周血红细胞 C3b 受体花环和红细胞 IC 免疫复合物花环进行检测，结果显示，治疗前和治疗后的 C3b 分别为 14.86%±6.39% 和 13.44%±3.35%，两者有显著性差异；IC 分别为 5.21%±3.47% 和 4.98%±2.63%，两者有显著性差异（$P<0.05$）。结论是经灼烙法治疗后，慢性扁桃体炎患者的红细胞免疫复合标志物水平明显升高，临床治愈有效率达 97.78%。

孙海波、冷辉、曲汝鹏等在中医烙法标准操作规范及无痛机制分析的文章中认为，烙法为祖国医学外治法的特色疗法之一，是以特制烙具加热后，蘸以香油，根据扁桃体形态的不同，选择点、按、滚、触、拨等不同施烙手法的一种中医特色疗法。文章从烙治技术的准备工作、加热阶段、烙治阶段、烙治注意事项以及烙治技术无痛机制等多个层面详细讲解烙治技术，总结了中医烙法具有无痛、消除扁桃体炎症、保留和提高免疫功能的特点。

曲汝鹏、孙海波、冷辉、刘大新、郭少武、忻耀杰、王仁忠、张勉、周家璇、倪志军等（辽宁中医药大学附属医院、北京中医药大学东方医院、辽宁中医药大学附属二院、上海中医药大学附属曙光医院、山东中医药大学附属医院、广西中医药大学附属医院、云南省中医医院、威海市中医医院）开展中医烙法治疗慢性扁桃体炎的多中心临床研究，选取 148 例慢性扁桃体炎患者，采用中医烙法治疗，每 3 天治疗 1 次，治疗 10 次为 1 个疗程。治疗 1 个疗程后观察患者的临床疗效、扁桃体肥大程度、临床症状和体征量化积分变化。结果显示，经中医烙法治疗后，临床痊愈 56 例，显效 55 例，有效 28 例，无效 9 例，愈显率为 75.00%，总有效率为 93.92%。在 148 例患者中扁桃体Ⅱ度肥大患者 137 例，占 92.57%，经中医烙法治疗后，有 117 例患者（79.05%）扁桃体缩小至Ⅰ度肥大，治疗后患者的临床症状、体征的各项积分较治疗前明显降低，差异具有统计学意义（$P<0.05$）。结论：中医烙法在保留扁桃体组织的前提下，能有效地缓解患者咽部异物感、刺激性咳嗽、咽干不适等临床症状，缩小扁桃体，减少扁桃体充血及脓栓残存，临床疗效显著，方法简单，易操作，可重复，值得临床广泛推广。

李媛、孙海波、石磊、曲中源等在中医烙法对慢性扁桃体炎患儿免疫球蛋白的影响的临床研究中，选取 62 例慢性扁桃体炎患儿行中医烙法治疗，同期选取 45 例健康儿童作为对照组，观察治疗组患儿施烙前后血清免疫球蛋白的变化及其与健康儿童之间的差别。结果显示，中医烙法治疗慢性扁桃体炎的总有效率为 91.94%。施烙前治疗组患儿血清 IgM 含量明显低于对照组，施烙后的 1 个月血清 IgM 浓度较施烙前明显升高，已接近对照组水平。施烙后治疗组患儿血清 CD4+ 含量较施烙前增大，CD8+ 含量较施烙前下降，CD4+ 与 CD8+ 的比值较施烙前增大，已接近对照组水平。结论：中医烙法可有效治疗慢性扁桃体炎，同时保留免疫功能，操作禁忌较少，具有较好的远期疗效。

第二节　中医灼烙法的临床研究

一、中医灼烙法的优势

（1）无激光、电烧灼的高温气化、碳化等的异味。

（2）无微波、超短波等治疗的电磁辐射。

（3）无冷冻后较长时间的组织修复过程。

（4）使用简单，易推广，患者均可接受。

（5）治疗时间短，治疗中无疼痛、无不良反应。

（6）可提升全身的免疫功能。

二、中医灼烙法的注意事项

（1）治疗过程中，患者应注意保持张口状态，以免灼伤正常组织。

（2）灼烙时出现的假膜，3～5 天可自行脱落。

（3）治疗后几小时内咽部可能有异物感，不必忧虑。

（4）治疗当天不宜进食滚烫食品，不宜用力大声咳嗽。

三、中医灼烙法的禁忌证

（1）急性上呼吸道感染期间及伴有疱疹性咽峡炎和鼻后滴漏综合征。

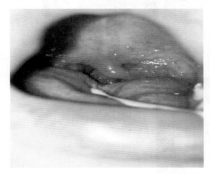
疱疹性咽峡炎

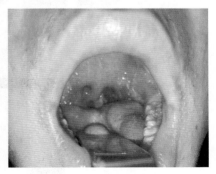
鼻后滴漏综合征

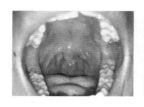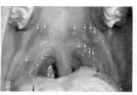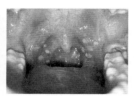

急性咽炎（咽部溃疡）

（2）急性扁桃体炎。

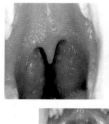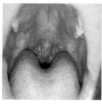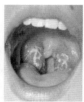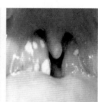

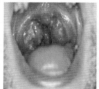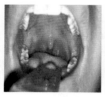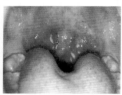

急性扁桃体炎

（3）扁桃体良性肿瘤。

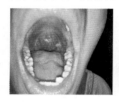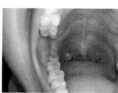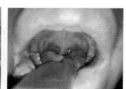

扁桃体良性肿瘤

（4）扁桃体恶性肿瘤。

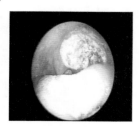

扁桃体恶性肿瘤

（5）扁桃体结核。

（6）合并严重全身疾病不能耐受。

（7）造血系统疾病易出血者。

（8）孕妇、精神病患者。

四、中医灼烙法的设备与材料

（1）通用设备：光源 1 个，治疗台 1 张，座椅 2 张，额镜 1 把，酒精灯 1 盏，医用弯盘 1 个，消毒压舌板（角形压舌板更好）若干，无菌纱布块一小包。

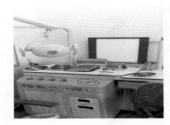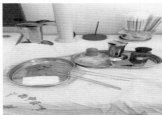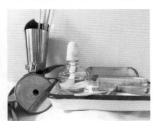
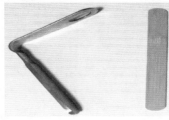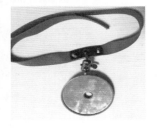

治疗常用设备

（2）烙油：治疗时起防止烙铁头与扁桃体粘连，有止痛、消炎等作用。

（3）灼烙器：采用有生产批号的扁桃体灼烙器，可根据扁桃体的大小及咽部情况来选择适宜的灼烙器。

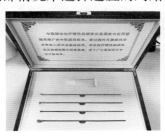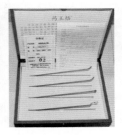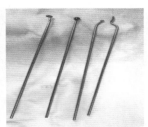

灼烙器

①Ⅰ度肿大的扁桃体可选用以下型号的灼烙器。

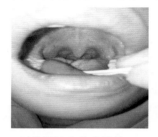
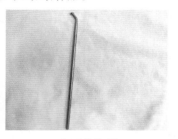

Ⅰ度肿大的扁桃体　　　　　　　专用灼烙器

②Ⅱ度肿大的扁桃体可选用以下型号的灼烙器。

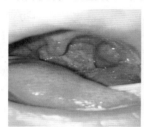
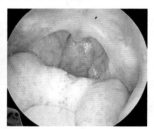

Ⅱ度肿大的扁桃体

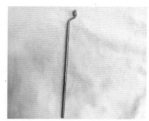
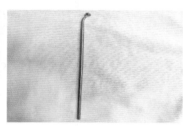
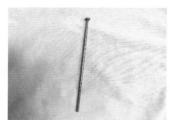

专用灼烙器

③Ⅲ度肿大的扁桃体可选用以下型号的灼烙器。

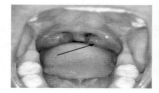
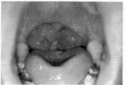
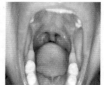
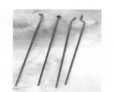

Ⅲ度肿大的扁桃体　　　　　　　　专用灼烙器

五、中医灼烙法的操作步骤

（1）医师与患者对坐，不能配合治疗的儿童，由家属或护士搂抱并固定其头部。

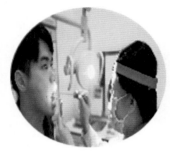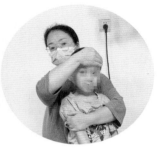

成人检查　　　　　　　　　　儿童检查

（2）治疗前，事先告知患者灼烙技术操作的全过程，以便患者能配合治疗。

（3）将小于扁桃体游离面积的灼烙器头部置于酒精灯外焰上均匀加热约 10 秒（约 120℃）。

（4）快速将灼烙器头部浸蘸香油，所蘸香油以不下滴为度，过多的香油用无菌干纱布吸去。

（5）左手将压舌板伸进患者口腔，压平舌体，充分暴露扁桃体。

（6）右手握住灼烙器的柄，将加热后的灼烙器迅速伸入口腔，灼烙器头部轻触患者扁桃体表面黏膜，触及的常规时间为 0.5 秒钟，随即将灼烙器退出口腔，可见灼烙处的扁桃体黏膜变白。

（7）清洁灼烙器头部后，不重叠、不连续地灼烙第 2 铁、第 3 铁，每烙 1 个点为 1 铁。

（8）常规情况下，每侧扁桃体每次烙 3 铁，两侧扁桃体共烙 6 铁为 1 次治疗量，间隔 3 ～ 5 天治疗 1 次，治疗 7 次或 10 次为 1 个疗程。

对个别扁桃体特别肥大，影响呼吸、吞咽、发音功能者，建议每次治疗时提高烙铁头的温度，加大触压力度（重压，看到扁桃体表面出现轻度内凹），加长触压时间（1 ～ 2 秒），增加灼烙次数（3 铁以上），即可达到使扁桃体尽快缩小的目的。

第二章

中医灼烙法临证概要

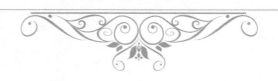

第一节　慢乳蛾

一、慢乳蛾的中医辨治

（一）中医对慢乳蛾的认识

慢乳蛾是指以反复发作的咽痛或咽异物感，喉核肿大或干瘪，或有脓栓为特征的疾病。西医学的慢性扁桃体炎可参考本病辨证施治。

本病主要由虚火引起，故又名"虚火乳蛾"。明代《外科正宗》卷二记载"夫咽喉虽属于肺，然所致有不同者，自有虚火、实火之分，紧喉、慢喉之说……又有喉痛、喉痹、乳蛾、上腭痈等症"，间接地提出了虚火乳蛾的病名，并指出"假如虚火者，色淡微肿，脉亦细微，小便清白，大便自利"等症状。

（二）乳蛾的历史沿革

古代医籍中，隋唐以前的医书尚未见有"乳蛾"之类的病名，宋代的医书中开始有乳蛾的论述，明清以后论述渐多，直至金元时期才开始将"乳蛾"作为独立病证列出。

《儒门事亲·喉舌缓急砭药不同解二十一》谓："单乳蛾、双乳蛾，结搏于喉之两旁近处，近外肿作，以其形似，是为乳蛾。一为单，二为双也。"20世纪90年代，中华人民共和国国家标准《中医临床诊疗术语》将其定名为慢乳蛾。慢乳蛾常见咽干痒不适，哽哽不利，或咽痛、发热反复发作，检查可见喉关暗红，喉核肥大或干瘪、表面凹凸不平，色暗红，有白星点，挤压喉核，有白色腐物自喉核溢出。

（三）慢乳蛾的病因病机

慢乳蛾以脏腑虚损，虚火上炎为主要病因病机，多因急乳蛾反复发作，治疗不彻底，邪热伤阴，或温热病后余邪未清所致。脏腑虚损以肺肾阴虚、脾胃虚弱多见。

1.肺肾阴虚

邪毒滞留，灼伤阴津；或温热病后，肺肾亏损，津液不足，不能上输滋养咽喉，阴虚内热，虚火上炎，与余邪互结于喉核而为病。

2.脾胃虚弱

素体脾胃虚弱，不能运化水谷精微，气血化生不足，喉核失养；或脾不运化，湿浊内生，结聚于喉核而为病。

3.痰瘀互结

余邪滞留，日久不去，气机阻滞，痰浊内生，气滞血瘀，痰瘀互结于喉核，脉络闭阻而为病。

（四）慢乳蛾的诊断要点

1.病史

有急乳蛾反复发作史。

2.症状

咽干痒不适，哽哽不利，或咽痛、低热。

3.检查

咽部黏膜暗红，喉核肿大或萎缩，表面凹凸不平，色暗红；或有脓栓，或挤压喉核后有分泌物溢出；或颌下有臖核。

（五）慢乳蛾的辨证论治

1.肺肾阴虚

主证：咽干，微痒微痛，哽哽不利，午后症状加重；喉核肥大或干瘪，表面不平，色暗红，或有黄白色脓点，挤压喉核时可有黄白色腐物自隐窝口溢出。午后颧红，手足心热，失眠多梦，或干咳、痰少而黏，耳鸣眼花，腰膝酸软，大便干；舌干红、少苔；脉细数。

治法：养阴清热，滋养肺肾。

方药：百合固金汤加减。

2.脾胃虚弱

主证：咽干痒不适，有异物梗阻感；喉核淡红或暗，肥大或干瘪；咳嗽、痰白，神疲乏力，口淡不渴，纳差便溏；舌淡、苔白，脉细弱。

治法：健脾和胃，益气利咽。

方药：六君子汤加减。

3.痰瘀互结

主证：咽干涩不利，或刺痛、胀痛，时作时休，痰黏难咯，迁延不愈；喉关暗红，喉核肥大、表面凹凸不平；舌黯有瘀点、苔白腻，脉细涩。

治法：活血化瘀，祛痰利咽。

方药：会厌逐瘀汤合二陈汤加减。

二、慢性扁桃体炎的西医诊治

（一）西医对慢性扁桃体炎的认识

慢性扁桃体炎是一种十分常见的临床疾病，尤以儿童多见，该病的发病率为 22.04%。病因目前尚未明确，主要学说有细菌感染、自身变态反应、免疫反应下降。目前认为该病与自身变态反应、免疫功能低下有关，细菌感染是继发因素。

儿童多见反复发作的急性扁桃体炎，每年发作 5 次以上；成年患者的扁桃体急性炎症虽不明显，但每年均有发作史，甚至持续到 70 岁。常表现为咽部有异物感，咽部发干、发痒等不适，刺激性咳嗽，口臭等症状。儿童过度肥大的扁桃体可引起呼吸、吞咽、语言障碍。若伴有腺样体肥大可引起鼻塞、打鼾及卡他性中耳炎。由于经常咽下分泌物及隐窝中的细菌毒素，可致消化不良、头痛、乏力、低热等症状。

西医认为，扁桃体切除术为有效疗法，其他如激光、射频、等离子治疗的远期疗效不理想，隐窝冲洗、电烙、免疫疗法等的疗效尚不明确，只对有手术禁忌者考虑采用。多年的术后研究观察发现，虽然扁桃体切除了，但是咽喉部的淋巴滤泡却增多了，咽喉发炎、不适，因此把扁桃体切除手术作为预防上、下呼吸道感染措施的依据是不足的。切除的扁桃体经病理学检验，并未发现有严重的慢性感染或特殊改变，临床已不能证明，在多数情况下，扁桃体切除术会给患者带来多少好处。扁桃体切除后，该器官的免疫功能也同时消失，特别是对儿童，扁桃体对机体具有重要的保护作用。任意切除扁桃体的患者将失去局部的免疫反应，甚至出现免疫监视障碍。因此，在各种保守治疗方法迅速发展起来之后，中医的灼烙法才得到人们的重视。

　　1983 年，Mandell 就呼吁扁桃体切除术暂缓施行，支配扁桃体的自主神经和感觉神经，是免疫系统直接向中枢神经系统传递信息的路径。在人胚腭扁桃体内找到扁桃体免疫功能的形态学依据，由于儿童时期的免疫球蛋白尚未达到正常成人的含量，除非其炎症为不可逆性，否则不可轻易切除扁桃体。因此，各国学者对如何治疗慢性扁桃体炎又同时保留扁桃体的免疫功能做了大量的研究。

　　现代医学先驱们早就认识到咽部的炎症与细菌有关，但按照科赫法并不能很好地解释咽部炎症反复发作的情况。随着研究的深入，逐渐发现口咽部炎症与链球菌属和葡萄球菌属密切相关，但仍没有一种理论能很好地解释为何这些口咽部常见菌群会不定时引起急性炎症。因此，有学者认为慢性扁桃体炎是自身免疫系统疾病。

　　总结 20 世纪 90 年代以前的文献，认为慢性扁桃体炎的病因与反复细菌感染和隐窝引流不畅有关。而近 30 年的研究发现，许多慢性炎症与细菌生物膜的形成有关。细菌生物膜也称为生物被膜，是指附着于有生命或无生命物体表面、被细菌胞外大分子包裹的有组织的细菌群体。细菌生物膜对抗生素和宿主免疫防御机制的抵抗性很强。细菌生物膜中存在各种生物大分子，如蛋白质、多糖、DNA、RNA、肽聚糖、脂和磷脂等物质。细菌生物膜多细胞结构的形成是一个动态过程，包括细菌起始黏附、生物膜发展、成熟和扩散等阶段。细菌生物膜的生物学特性刚好吻合慢性扁桃体炎的发病特点：①慢性炎症反复急性发作——生物膜动态发展；②抗生素的治疗效果不尽如人意，因为有生物膜胞外大分子包裹的保护；③慢性扁桃体炎细菌培养的不确定性，是因为细菌生物膜的细菌多样性产生。

　　随着研究的深入，有学者用激光共聚焦显微镜及荧光染色技术发现，70% 的慢性扁桃体炎患者的扁桃体黏膜中存在细菌生物膜。而另一些研究者发现，许多因慢性扁桃体炎而等待行扁桃体腺样体切除术的患者的扁桃体表面存在细菌生物膜。张甦琳研究发现，在对扁桃体扫描电镜下，反复发作性扁桃体炎患者比正常患者有更高的细菌生物膜比例。众多的研究成果为研究慢性扁桃体炎的病因打开了一扇新的大门。

　　新的病因理论出现后，众多学者以此寻找新的非手术治疗慢性扁桃体炎的方法。目前国外对于慢性扁桃体炎的非手术治疗已开始聚焦于破坏细菌生物膜。有学者用 2- 氨基咪唑降低细菌生物膜对一些过时抗生素的耐药性。环二核苷酸被用于多种肿瘤的治疗，有学者利用环二核苷酸治疗细菌生物膜相关性感染，这为治疗表皮葡萄球菌生物膜提供了新的方法。有研究发现，环二鸟苷酸（C-di-GMP）与细胞表面的受体结合后，通过受体信号的转导参与调控细菌内的多种功能和进程，包括转录、翻译、蛋白质活性、蛋白质分泌和蛋白质稳定性。最终通过影响胞外蛋白、胞外多糖的分泌来改变细菌的表型，从而调控生物膜的形成。目前已有多项研究证实至少有 3 种胞外多糖（藻酸盐、Pel 多糖、Psl 多糖）是维持细菌生物膜结构和其抗生素耐药性的重要因子。另有研究证实，外源性添加 D 型氨基酸可干扰黏附纤维的相互作用以中断细菌生物膜的形成，且能有效阻止金黄色葡萄球菌和铜绿假单胞菌生物膜的形成。又有研究发现，去甲精胺以胞外多糖为靶点，且有着和 D 型氨基酸相似的分散机理。在金黄色葡萄球菌和大肠杆菌形成的细菌生物膜中均发现去甲精胺有抑制细菌生物膜的特性。

　　乙酰半胱氨酸（N-acetyl-cysteine，NAC）是一种抗氧化介质，可减少细菌生物膜中微生物的产生和进化，可阻止细菌生物膜胞外基质的生成，促进成熟细菌生物膜的破裂。有研究发现，在实验室条件下，NAC 可减少肺炎链球菌和流感嗜血杆菌黏附于人的口咽上皮细胞。慢性感染会引起前列腺素水平升高，NAC 可有效地降低前列腺素水平并瓦解细菌生物膜。相应的，阿司匹林类非甾体抗炎药可减少细菌生物膜产物。有研究发现，治疗剂量的乙酰水杨酸和乙酰半胱氨酸可以减少扁桃体炎患者扁桃体黏膜上的细菌生物膜。

　　值得关注的是，有研究人员发现在实验室条件下使用较硬的毛刷可以清除扁桃体表面的细菌生物膜。该团队相信，对于清除扁桃体表面的细菌生物膜，物理性的方法更有效。除手术外，物理性的治疗方法国外文献报道较少，但中医古籍中记载有较多外治技术，灼烙技术便是其中较有代表性的技术。基于前述的细菌生物膜理论，同样可以解释部分慢性咽炎的病因，但由于咽部解剖结构的特殊性（呼吸系统和消化系统共同的通道，且黏膜上皮与周围器官相延续），慢性咽炎的发病又与周围器官疾病相关，如鼻窦炎、胃食管反流、口腔疾病等。从结果上看，长期的慢性炎症引起咽部黏膜下淋巴组织增生，以致出现咽部异物感，一旦出现便难以在短期内用药物治愈，且长期的药物治疗又难以被大众接受。原发疾病的治疗固然重要，但若能有效缓解令人烦恼的咽异物感，便可给患者及医师莫大的信心，从而提高患者的依从性。

（二）扁桃体的作用

腭扁桃体是一种与黏膜相关的淋巴组织，其所处位置特殊，为呼吸道和消化道的门户，因此在对抗侵犯呼吸道和消化道的外源性病原体方面具有重要的作用。

腭扁桃体表面存在隐窝，其表面积的总和相当于咽部的 7 倍，隐窝上皮是一种海绵状结构，其内的淋巴细胞占 80% 以上，包括约 65% 的 B 细胞、约 30% 的 CD3 T 细胞和 5% 的巨噬细胞，正常扁桃体的免疫细胞 lgG、IgA、IgM、IgD 的构成比为 65∶30∶3.5∶1.2。IgA_1 与 IgA_2 的构成比约为 4∶1。扁桃体滤泡生发中心最重要的功能之一是产生 B 细胞，B 细胞产生的分泌型 IgA 二聚体具有亲水特性，能够防止细菌和病毒侵入上呼吸道和消化道的黏膜。激活的扁桃体 T 细胞又可产生辅助性 T 淋巴细胞的 1 型和 2 型细胞因子。因此，扁桃体具有体液免疫和细胞免疫的双重功能。

咽部是食物和气体的必经之路，扁桃体位于咽部，与鼻腔后面的腺样体及咽后壁的淋巴组织共同组成一个环状的淋巴网，罩在呼吸道的最上端，对进入呼吸道的空气起到过滤的作用，这是一个强大的防御机构，就像守护大门的卫兵，将自口鼻进入的病原体挡在了呼吸道的大门外。扁桃体是人体免疫系统的一个重要组成部分，特别是在儿童时期，扁桃体对机体起重要的保护作用。任意切除扁桃体将失去局部的免疫反应，甚至出现免疫监视障碍。

（三）扁桃体肿大分度

临床上常将扁桃体肿大按其大小分为三度。

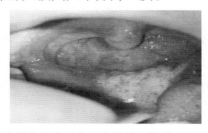

扁桃体 I 度肿大：扁桃体不超过咽腭弓

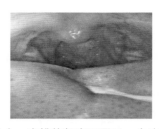

扁桃体Ⅱ度肿大：扁桃体超出咽腭弓，未达到咽后壁中线

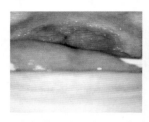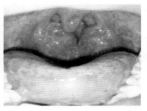

扁桃体Ⅲ度肿大：两侧扁桃体达到中线或互相接触

（四）慢性扁桃体炎的临床表现

（1）有反复发作的咽痛、易感冒或扁桃体周围脓肿的病史。

（2）伴有扁桃体炎全身性疾病的症状，如风湿热、风湿性心脏病、风湿性关节炎或肾炎等疾病。

（3）咽部常感不适或有口臭。若扁桃体隐窝内有大量豆渣样脓栓积留，或有大量厌氧菌生长，则口臭更为严重。

（4）阵发性咳嗽、咽异物感、刺痛感（多位于下颌角与舌骨大角之间）或各种咽部感觉异常。扁桃体具有丰富的末梢神经感受器，故在炎症时期容易产生各种反射失调现象。

（5）慢性扁桃体炎蔓延可引起邻近器官的感染，如中耳炎、鼻窦炎、喉炎、气管炎、支气管炎等，还可出现慢性上呼吸道梗阻，影响儿童发育，导致面容改变，胸骨畸形。

（五）慢性扁桃体炎的治疗方法

1. 非手术治疗

中西医内治、中西医外治。

2. 手术治疗

手术治疗的适应证：

（1）每年扁桃体炎急性发作超过5次者。

（2）扁桃体炎合并其他疾病，如合并有风湿热、风湿性心脏病、风湿性关节炎或肾炎等疾病者。

（3）有扁桃体周围脓肿病史者。

（4）睡眠打鼾、呼吸不畅者。

（5）如扁桃体长有肿瘤，不论是良性肿瘤还是恶性肿瘤都必须行扁桃体切除术。

前四项也可以进行扁桃体灼烙。

三、中医灼烙法治疗慢性扁桃体炎及扁桃体肥大案例

【案例一】

患儿赵某某，女，8岁。反复咽痛3年加重半年。患儿3年前无明显诱因出现咽痛，睡眠打鼾，发热，咳嗽，曾在当地诊所口服抗生素（头孢克肟颗粒、阿莫西林等）和输液治疗，每年输液达十几次，症状仍反复发作。近半年来症状加重，遂来本卫生室诊治。

检查：双侧扁桃体慢性充血，黏膜呈暗红色，扁桃体Ⅲ度肿大。

初步诊断：慢性扁桃体炎。

治疗：中医灼烙。

疗效：2019年2月开始治疗，每周2次，共治疗10次。治疗10次后扁桃体明显缩小，直至年底，患者仅咽痛、发热1次，输液2次，服用3～4天感冒药和头孢克肟颗粒后即愈，无打鼾症状。检查可见双侧扁桃体明显缩小。患儿父母常与人夸赞灼烙技术。

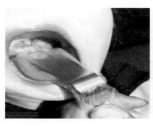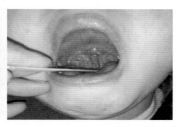

治疗前　　　　　　　　　治疗10次后

（安徽省宿州市灵璧县高楼镇张营周步亮卫生室案例）

【案例二】

患者赵某某，男，25岁。打鼾、张口呼吸5年。患者5年前无明显诱因出现打鼾，张口呼吸，当地医院建议手术治疗，患者拒绝采纳，遂来本卫生室诊治。

检查：双侧扁桃体慢性充血，黏膜呈暗红色，扁桃体Ⅲ度肿大。

初步诊断：扁桃体肥大。

治疗：中医灼烙。

疗效：灼烙5次后，患者打鼾、张口呼吸好转；灼烙10次后，患者打鼾、张口呼吸已基本消失。检查可见双侧扁桃体明显缩小。

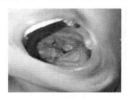
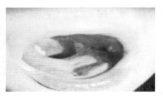

治疗1次后　　　　　　治疗10次后

（安徽省宿州市武圩卫生室郑训医生案例）

【案例三】

患儿彭某某，男，6岁。打鼾3年。患儿3年前无明显诱因出现打鼾，未经治疗，来本卫生室诊治。

检查：双侧扁桃体无充血，扁桃体Ⅲ度肿大。

初步诊断：扁桃体肥大。

治疗：中医灼烙。

疗效：灼烙3次后，患者打鼾症状好转；灼烙7次后，打鼾已基本消失。检查可见双侧扁桃体明显缩小。

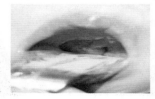
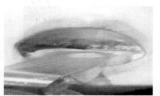

治疗前　　　　　　　治疗7次后

（安徽省宿州市武圩卫生室郑训医生案例）

【案例四】

患儿杨某某，男，9 岁。打呼、憋气 6 年。患儿从 3 岁开始，睡眠打呼、憋气，曾到医院治疗，医院建议摘除扁桃体及腺样体，但家长不愿手术治疗。为了减轻孩子的痛苦，家长要求中医治疗，遂来本诊所诊治。

检查：双侧扁桃体慢性充血，黏膜呈暗红色，扁桃体Ⅲ度肿大。

初步诊断：扁桃体肥大。

治疗：中医灼烙。

家属叙述治疗经过：2018 年 5 月开始治疗，第 1 次治疗用最细的烙铁才能烙烫，治疗 1 次后没有看出效果，为了能让孩子解除睡眠打呼、憋气的现象，每星期坚持驱车 700 多公里往返于烟台和济宁两地。治疗第 5 次时初见成效，孩子睡眠打呼、憋气减轻。这一成效增强了患儿家长的治疗信心，治疗 10 次后，患儿睡眠打呼、憋气的现象消失，呼吸正常，与常人相差无几。检查可见双侧扁桃体明显缩小。最后再对患儿进行灼烙治疗 2 次以巩固疗效，治疗效果显著。

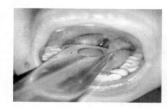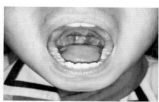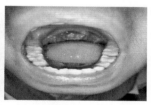

治疗前　　　　　　　治疗 7 次后　　　　　　治疗 9 次后

（山东省济宁市任城区尚国强内科诊所案例）

【案例五】

患儿马某某，女，8 岁。反复咽痛 5 年余。患儿 5 年前无明显诱因反复咽痛、发热，曾在诊所及医院治疗，诊断为扁桃体炎，用西药等治疗，但症状未见好转，咽痛仍反复发作，每年发作 7 ～ 8 次，遂来本诊所诊治。

检查：双侧扁桃体慢性充血，黏膜呈暗红色，扁桃体Ⅲ度肿大。

初步诊断：慢性扁桃体炎。

治疗：中医灼烙。

疗效：灼烙 10 次后，患儿半年无咽痛，无发热。检查可见双侧扁桃体明显缩小。

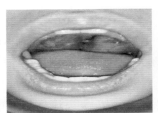
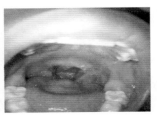

治疗前　　　　　　　　　　治疗 10 次后

（山东省济宁市任城区尚国强内科诊所案例）

【案例六】

患儿范某某，男，9 岁。打鼾、憋气 3 年。患儿 3 年前无明显诱因出现睡眠打鼾，未经治疗，其余无特殊，为减轻睡眠打鼾，遂来本卫生室诊治。

检查：双侧扁桃体无充血，扁桃体Ⅲ度肿大。

初步诊断：扁桃体肥大。

治疗：中医灼烙。

疗效：灼烙 6 次后患儿打呼、憋气症状减轻，灼烙 10 次后打呼、憋气症状基本消失。检查可见双侧扁桃体明显缩小。

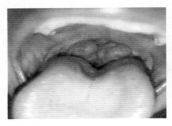
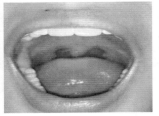

治疗前　　　　　　　　　　治疗 10 次后

（山东省临沂市兰陵县南桥镇小寺村周鑫卫生室案例）

【案例七】

患者孙某某，女，30 岁。呼吸不畅、打鼾 10 年。患者 10 年前无明显诱因出现睡眠打鼾，呼吸不畅，经多方治疗，呼吸不畅、打鼾未缓解，遂来本卫生室诊治。

检查：腭舌弓及扁桃体慢性充血；扁桃体Ⅲ度肿大，表面凹凸不平。

初步诊断：扁桃体肥大。

治疗：中医灼烙。

疗效：灼烙 7 次后患者呼吸不畅、打鼾症状减轻，灼烙 12 次后呼吸不畅、打鼾症状基本消失。检查可见双侧扁桃体明显缩小。随访 1 年未复发。

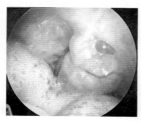 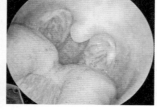

治疗前　　　　　　　　治疗 12 次后

（山东省聊城市东郝卫生室张医生案例）

【案例八】

患儿聂某某，男，10 岁。打鼾 6 年。患儿 6 年前无明显诱因出现睡眠打鼾，时有刺激性咳嗽，经多方治疗，打鼾未缓解，遂来本诊所求治。

检查：腭舌弓及扁桃体慢性充血；扁桃体Ⅲ度肿大，可见线状瘢痕，表面凹凸不平。

初步诊断：扁桃体肥大。

治疗：中医灼烙。

疗效：灼烙 7 次后患儿打鼾症状减轻，灼烙 10 次后打鼾症状基本消失，灼烙 14 次后打鼾症状完全消失。检查可见双侧扁桃体明显缩小。随访半年未复发。

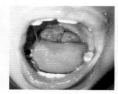 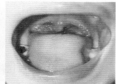 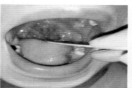 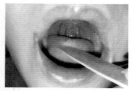

治疗前　　　　　治疗 7 次后　　　　治疗 10 次后　　　　治疗 14 次后

（山东省济南市历下宜民诊所案例）

【案例九】

患儿覃某某，男，5 岁 10 个月。反复打鼾 2 年。患儿 2 年前感冒后出现睡眠打鼾，时有鼻塞、流涕，每 1～2 个月发作 1 次，曾在外院用西药（抗生素）治疗，症状未见明显好转，建议手术治疗，患者不同意手术治疗，遂来本院寻求中医治疗。

检查：腭舌弓及扁桃体慢性充血，扁桃体Ⅲ度肿大。硬性鼻镜检查可见腺样体堵塞后鼻孔 2/3。

初步诊断：扁桃体肥大，腺样体肥大。

治疗：中医灼烙。

疗效：灼烙 7 次后患儿打鼾症状稍减轻，灼烙 14 次后打鼾症状减轻，灼烙 20 次后打鼾症状明显减轻。检查可见双侧扁桃体明显缩小，硬性鼻镜检查可见腺样体仅堵塞后鼻孔 1/2。随访半年未复发。

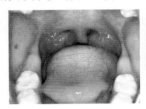 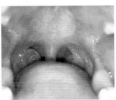 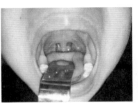

治疗 1 次　　　　　治疗 14 次后　　　　　治疗 20 次后

（广西中医药大学第一附属医院耳鼻喉科案例）

【案例十】

患儿崔某某，男，10 岁。打呼、憋气 4 年。患儿 4 年前感冒后出现打呼、憋气，曾在外院诊断为扁桃体炎并用西药治疗（药物不详），症状未见明显好转，遂来本卫生室诊治。

检查：扁桃体无充血，右侧扁桃体Ⅲ度肿大，左侧扁桃Ⅱ度肿大。

初步诊断：慢性扁桃体炎，腺样体肥大。

治疗：中医灼烙。

疗效：灼烙 7 次后患儿打鼾症状明显减轻，检查可见右侧扁桃体明显缩小。

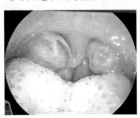 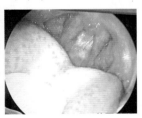

治疗前　　　　　治疗 7 次后

（山东省聊城市东郝卫生室张医生案例）

【案例十一】

患儿郭某某，男，9 岁。打鼾、扁桃体肥大 3 年，加重半年。患儿 3 年前感冒后出现打鼾、扁桃体肥大，近半年来病情加重，未经任何治疗，遂来本卫生室诊治。

检查：扁桃体无充血，双侧扁桃体Ⅲ度肿大。

初步诊断：扁桃体肥大。

治疗：中医灼烙。

疗效：灼烙 7 次后患儿打鼾症状减轻，灼烙 12 次后打呼、憋气症状完全消失。检查可见双侧扁桃体缩小。

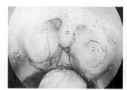 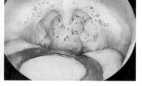

治疗前　　　　　　治疗 12 次后

（山东省聊城市东郝卫生室张医生案例）

【案例十二】

患者李某某，男，23 岁。打鼾 7 年。患者 7 年前无明显诱因出现打鼾，曾到多家医院治疗均建议手术治疗，患者不愿手术治疗，遂来本诊所寻求中医治疗。

检查：双侧扁桃体Ⅲ度肿大。

初步诊断：扁桃体肥大。

治疗：中医灼烙。

疗效：灼烙 5 次后患者打鼾症状减轻；灼烙 10 次后观察 2 周，打鼾症状完全消失。检查可见双侧扁桃体缩小。

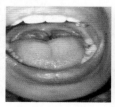 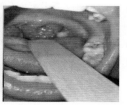

治疗前　　　　　　治疗 10 次后

（山东省济宁市任城区尚国强内科诊所案例）

【案例十三】

患儿赵某某，男，9岁。反复咽痛伴打鼾5年。患儿5年前受凉后出现咽痛，用抗生素（头孢等）治疗，咽痛稍好转，但每月仍发作2次，并伴有打鼾，遂来本卫生室寻求中医治疗。

检查：双侧扁桃体Ⅲ度肿大。

初步诊断：扁桃体肥大。

治疗：中医灼烙。

疗效：灼烙6次后患儿打鼾症状减轻，灼烙12次后检查可见双侧扁桃体缩小至Ⅱ度肿大，咽痛半年未发作。

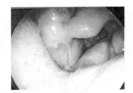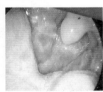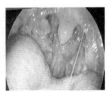

治疗前　　　　　　治疗12次后　　　　治疗1个月后复查

（山东省聊城市东郝卫生室张医生案例）

【案例十四】

患儿李某某，男，13岁。反复咽痛、发热2年。患儿2年前感冒后反复出现咽痛、发热，每次均用抗生素治疗，咽痛可减轻，但停药后仍反复发作，每月发作1次或2次，在当地医院治疗，均建议手术治疗，患儿家长不愿手术治疗，遂来本诊所诊治。

检查：双侧扁桃体Ⅲ度肿大。

初步诊断：慢性扁桃体炎。

治疗：中医灼烙。

疗效：灼烙10次后检查可见患儿扁桃体缩小至Ⅱ度肿大，咽痛1年未发作。

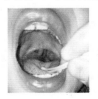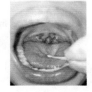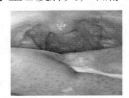

治疗前　　　第1次治疗后出现假膜　　治疗10次后痊愈

（山东省济宁市任城区尚国强内科诊所案例）

【案例十五】

患儿梁某某，男，10 岁。反复咽痛、打鼾 3 年。患儿 3 年前感冒后反复出现咽痛、打鼾，每次均用抗生素治疗，疗效不满意。当地医院均建议手术治疗，患儿家长不愿手术治疗，遂来本院诊治。

检查：双侧扁桃体Ⅲ度肿大；用压舌板挤压扁桃体，可见分泌物从隐窝口溢出。

初步诊断：慢性扁桃体炎。

治疗：中医灼烙。

疗效：灼烙 6 次后检查可见患儿扁桃体缩小至Ⅱ度肿大，灼烙 10 次后咽痛、打鼾 8 个月未发作。

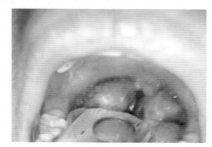 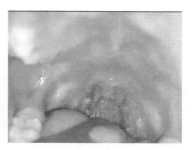

治疗前　　　　　　　　　　　　　治疗 10 次后

（广西中医药大学第一附属医院耳鼻喉科案例）

【案例十六】

患者秦某某，男，18 岁。张口呼吸、打鼾 3 年。患者 3 年前反复感冒后出现张口呼吸、打鼾，曾用抗生素等治疗，疗效不满意。在多家医院诊治，均建议手术治疗，家长不愿手术，遂来本院寻求中医治疗。

检查：双侧扁桃体Ⅲ度肿大，无充血，表面凹凸不平。

初步诊断：慢性扁桃体炎。

治疗：中医灼烙。

疗效：灼烙 3 次后患者张口呼吸、打鼾症状稍减轻，灼烙 10 次后张口呼吸、打鼾症状消失。检查可见双侧扁桃体缩小至Ⅱ度肿大。

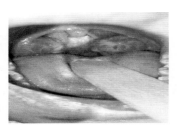
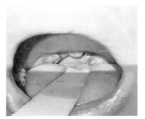

治疗前　　　　　　　　　治疗 10 次后

（广西中医药大学第一附属医院耳鼻喉科案例）

【案例十七】

患儿吴某某，男，9 岁。左侧扁桃体肥大 6 年。患儿 6 年前无明显诱因出现左侧扁桃体肿大，有咽部不适感、咽异物感，曾用抗生素等治疗，疗效不满意，遂来本诊所诊治。

检查：左侧扁桃体Ⅲ度肿大，右侧扁桃体Ⅱ度肿大，无充血，表面凹凸不平。

初步诊断：扁桃体肥大。

治疗：中医灼烙。

疗效：灼烙 6 次后检查可见患儿左侧扁桃体明显缩小；灼烙 10 次后检查可见左侧扁桃体缩小至Ⅱ度肿大，右侧扁桃体仍为Ⅱ度肿大，无咽部异物感。

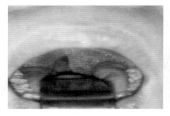
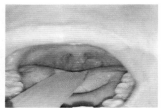

治疗前　　　　　　　　　治疗 10 次后

（山东省济宁市任城区尚国强内科诊所案例）

【案例十八】

患者龙某某，男，37 岁。反复咽痛 2 年。患者 2 年前感冒后反复出现咽痛，每 1～2 个月发作 1 次，时有咽部异物感，刺激性咳嗽，曾在外院治疗，诊断为慢性扁桃体炎，给予抗生素等治疗，疗效不佳，建议手术治疗，患者不愿手术，遂来本院诊治。

检查：双侧扁桃体Ⅲ度肿大，无充血。

初步诊断：慢性扁桃体炎。

治疗：中医灼烙。

疗效：灼烙 5 次后检查可见患者双侧扁桃体缩小；灼烙 9 次后，半年未见扁桃体炎发作。检查可见双侧扁桃体缩小至Ⅱ度肿大。

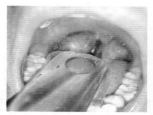 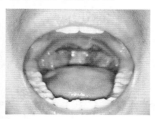

治疗前　　　　　　　　　治疗 9 次后

（广西中医药大学第一附属医院耳鼻喉科案例）

【案例十九】

患儿王某某，男，5 岁。打鼾、张口呼吸 2 年。患儿 2 年前感冒后出现打鼾、张口呼吸，易感冒，每月发作 1 次，曾用抗生素等治疗，疗效不佳。当地医院检查可见扁桃体及腺样体肥大，建议手术治疗，家长担心手术治疗有风险，遂来本卫生室诊治。

检查：双侧扁桃体Ⅲ度肿大，无充血。

初步诊断：扁桃体肥大，腺样体肥大。

治疗：中医灼烙。

疗效：灼烙 7 次后检查可见患儿双侧扁桃体缩小至Ⅱ度肿大；灼烙 12 次后打鼾、张口呼吸症状消失，半年无感冒。

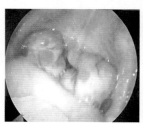 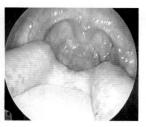

治疗前　　　　　　　　　治疗 12 次后

（山东省聊城市东郝卫生室张医生案例）

【案例二十】

患儿王某某，女，5岁半。反复咽痛2年。患儿2年前感冒后出现咽痛、发热，在当地医院诊断为扁桃体炎，用抗生素等治疗，疗效不佳。当地医院建议手术，家长不愿手术治疗，遂来本卫生室诊治。

检查：双侧扁桃体Ⅲ度肿大，无充血。

初步诊断：扁桃体肥大。

治疗：中医灼烙。

疗效：灼烙5次后检查可见患儿双侧扁桃体缩小，灼烙10次后5个月未见感冒。检查可见双侧扁桃体缩小至Ⅱ度肿大。

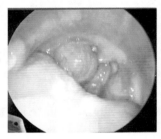 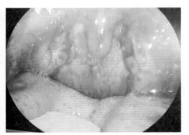

治疗前　　　　　　　　　治疗10次后

【案例二十一】

患者耿某某，女，60岁。打呼、憋气5年余。患者5年前无明显诱因出现打呼、憋气，曾在当地医院检查治疗，建议手术，患者不愿手术，遂来本卫生室诊治。

检查：双侧扁桃体Ⅲ度肿大，无充血。

初步诊断：慢性扁桃体炎。

治疗：中医灼烙。

疗效：灼烙7次后检查可见患者双侧扁桃体缩小至Ⅱ度肿大；灼烙14次后打呼、憋气完全消失，一年未复发。

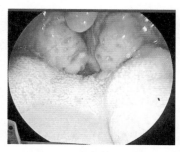
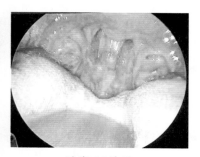

| 治疗前 | 治疗 14 次后 |

（山东省聊城市东郝卫生室张医生案例）

【案例二十二】

患儿陈思婷，女，8岁。反复咽痛4年。患儿4年前着凉后出现咽痛、发热，在当地医院治疗，诊断为扁桃体炎，给予输液治疗，一个月输液2次，但扁桃体仍反复发炎，患者出现打鼾、张嘴呼吸、腺体样面容。当地医院建议手术治疗，家长不愿手术，遂于2019年3月23日来本诊所诊治。

检查：双侧扁桃体Ⅲ度肿大，无充血，表面凹凸不平，腺样体面容。

初步诊断：慢性扁桃体炎。

治疗：中医灼烙。

疗效：灼烙5次后检查可见患儿双侧扁桃体缩小，灼烙10次后检查可见扁桃体明显缩小。至今回访扁桃体未反复发炎，打鼾症状完全消失。

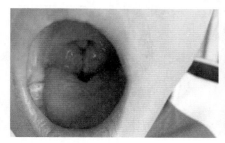
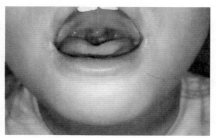

| 治疗前 | 治疗 10 次后 |

（山东省济宁市任城区尚国强内科诊所案例）

第二节　慢喉痹

一、慢喉痹的中医辨治

（一）中医对慢喉痹的认识

慢喉痹是以反复咽部微痛、咽干咽痒，有咽异物感，或喉底颗粒肿起为主要特征的疾病。西医学的"慢性咽炎"可参考本病辨证施治。

慢喉痹是最古老的病名之一，其中"喉"是咽喉的统称，"痹"是闭塞不通之意。慢喉痹也有"虚火喉痹""阴虚喉痹"之称。如患者有喉底帘珠，则称"帘珠喉痹"。

（二）喉痹的历史沿革

隋代《诸病源候论》卷三十提出："若右手关上脉阴阳俱实者，是喉痹之候也。"

明代《景岳全书》卷二十八指出："喉痹一证……盖火有真假，凡实火可清者，即真火证也。虚火不宜清者，即水亏证也。且复有阴盛格阳者，即真寒证也。"

《医学入门》卷四提出了"咽喉病皆属火"的论点，并指出火分虚实。

《丹溪心法·缠喉风喉痹六十五》认为痰热和虚火可以致喉痹，提出"喉痛，必用荆芥，阴虚火炎上，必用玄参"。

清代《临证指南医案》卷八载有 12 个咽喉病案例，其中有 7 个咽喉痛案例，虽未名为虚火喉痹，但实际上为脏腑阴虚、虚火上炎咽喉所致，其治法方药均以养阴降火为主。由此可见，虚火喉痹在古代已十分常见。随着临床实践的深入，自清代开始逐渐将喉痹作为一种独立的病种。

（三）慢喉痹的病因病机

慢喉痹的发生，常因急喉痹反复发作，或嗜好烟酒、辛辣，或长期接触烟尘等有害气体；或温热病后，或劳伤过度，脏腑虚损，咽喉失养而为病。

1.肺肾阴虚

肺阴受损，肾阴亏虚，阴液不足，水不制火，虚火上炎，灼于咽喉，发展为喉痹。

2. 脾胃虚弱

饮食不节，思虑过度，劳伤脾胃；或久病伤脾，致脾胃受损，水谷精微生化不足，津不上承，咽喉失养，发为喉痹。

3. 脾肾阳虚

寒凉攻伐太过，或房劳过度，或操劳过甚，或久病误治，以致脾肾阳虚，虚阳浮越，上扰咽喉而为病。

4. 痰瘀互结

饮食不节，损伤脾胃，运化失常，水湿停聚而为痰，凝结咽喉；或急喉痹反复发作，余邪滞留，久则气血壅滞而为病。

（四）慢喉痹的诊断要点

1. 病史

可有急喉痹反复发作史，或嗜好烟酒、辛辣食物史，或曾长期接触有害气体。

2. 症状

咽部干痒咳嗽，轻微疼痛，有灼热感或异物感等不适。

3. 检查

咽部黏膜、悬雍垂、咽侧索肥厚，咽后壁淋巴滤泡增生，甚者融合成片；或咽部黏膜干燥萎缩。

（五）慢喉痹的辨证论治

1. 肺肾阴虚

主证：咽部微痛、灼热干痒，咳嗽，或咽部哽哽不利；咽部黏膜微红、干燥或萎缩；或手足心热，午后颧红，失眠多梦，耳鸣；舌红、苔薄，脉细数。

治法：滋养肺肾，降火利咽。

方药：百合固金汤加减。

2. 脾气虚弱

主证：咽干微痛，咽喉不适，有痰黏着感；咽部黏膜淡红或微肿、咽后壁淋巴滤泡增生；口干不欲饮或喜热饮，或恶心、呃逆反酸，倦怠乏力，少气懒言，或腹胀，胃纳欠佳，大便不调；舌淡红、苔薄白，舌边有齿印，脉细弱。

治法：益气健脾，升清利咽。

方药：四君子汤加减。

3. 脾肾阳虚

主证：咽有异物感，哽哽不利，痰涎稀白，病程日久，咽部黏膜色淡；形寒肢冷，腰膝冷痛，腹胀食少，大便稀溏；舌淡胖、苔白，脉沉细。

治法：补脾益肾，温阳利咽。

方药：附子理中汤加减。

4. 痰瘀互结

主证：咽部微痛，伴异物梗阻感、痰粘着感，咳痰不爽，咽部黏膜暗红或咽后壁淋巴滤泡增生；或见恶心欲吐，胸闷不舒；舌暗红或有瘀斑、瘀点，舌苔薄白，脉弦滑。

治法：理气化痰，散瘀利咽。

方药：贝母瓜蒌散合会厌逐瘀汤加减。

二、慢性咽炎的西医诊治

（一）西医对慢性咽炎的认识

慢性咽炎是咽部黏膜、黏膜下及淋巴组织的弥漫性炎症。以长期咽部不适，咽部黏膜肥厚或萎缩为主要特征的咽部疾病。常为上呼吸道慢性炎症的一部分。本病为咽喉科常见病、多发病，占耳鼻喉科疾病的 10% ～ 20%。本病常年可发生，病程长，症状易反复。

1. 慢性咽炎的病因

（1）急性咽炎反复发作或延误治疗转为慢性咽炎。

（2）上呼吸道慢性炎症刺激，如鼻窦炎、慢性扁桃体炎等。

（3）烟酒过度，粉尘、有害气体等刺激及喜食刺激性食物。

（4）职业因素（教师与歌唱者）与体质因素。

（5）全身因素，如反流性食管炎、贫血、便秘、下呼吸道慢性炎症、心血管疾病等都可继发慢性咽炎。

2. 慢性咽炎的病理

（1）慢性单纯性咽炎

咽部黏膜慢性充血，黏膜下结缔组织及淋巴组织增生，黏液腺肥大、分泌亢进。

（2）慢性肥厚性咽炎

咽部黏膜充血肥厚，黏膜下有广泛的结缔组织及淋巴组织增生；咽后壁黏液腺的淋巴组织多形成颗粒状隆起，咽侧索淋巴组织呈条索状增生。

（3）慢性萎缩性咽炎

主要为腺体退变和黏膜萎缩。表现为黏膜层及黏膜下层萎缩变薄，咽后壁有痂皮附着，分泌减少。

（二）慢性咽炎的现代研究

近年来，有诸多西药治疗慢性咽炎的报道。谢民强等采用有效成分为针对多种咽喉常见致病菌的多克隆抗体 IgY（特异性免疫球蛋白 Y）的口腔喷雾剂治疗慢性咽炎，苏振福等用干扰素进行咽后壁注射治疗，还有辅用多塞平治疗咽异物感后疗效提高的报道。在激光、射频、冷冻、微波及其他治疗方法中，激光治疗是临床应用较为广泛、疗效也得到公认的一种疗法。目前较常用于治疗的是 CO_2 激光，对肥厚性咽炎的治愈率较高。此外，YAG 激光、半导体激光等也较为常用。如赵爱攀等用超脉冲 CO_2 激光治疗慢性咽炎取得了不错的疗效。冷冻、微波治疗慢性肥厚性咽炎也是较为常用的方法。射频治疗慢性咽炎的作用机制是射频电磁波作用于组织细胞形成特殊的内生热效应，使组织蛋白凝固、萎缩、脱落而消失，从而达到治疗疾病的目的，如赵生林等应用 SHP2E 型射频治疗仪治疗慢性咽炎取得了不错的疗效。此外，五官超短波并药物离子导入治疗慢性咽炎、紫外线灯治疗慢性单纯性咽炎均取得满意疗效。目前，中西医结合治疗慢性咽炎较多，单纯西药治疗较少。

（三）慢性咽炎的临床表现

咽部有各种不适感，如异物感、发痒、灼热、干燥、微痛等，也可出现干咳、痰多不易咳净等症状。部分患者刷牙、漱口时易恶心作呕。检查咽部黏膜可见慢性充血，咽后壁淋巴滤泡增生，咽侧索肥厚。少数可见黏膜干燥、萎缩，分泌物附着。在详细询问病史时，还应仔细检查鼻咽及喉咽，排除鼻、咽、喉食管、颈部的隐性病变。

（四）慢性咽炎的治疗方法

1. 病因治疗

慢性咽炎的常见病因：长期烟酒过度，或受粉尘、有害气体刺激，患有各种鼻病，长期张口呼吸及鼻涕后流，经常刺激咽部，患有慢性扁桃体炎及各种慢性病（如贫血、便秘、心血管疾病）。因此，要消除各种致病因素，如控制全身性疾病，积极治疗鼻腔、鼻窦等疾病，避免刺激性食物及烟酒，在有粉尘或刺激性气体环境中工作应佩戴口罩防护。

2. 辨证治疗

（1）证型：肺肾阴虚证。

主方：百合固金汤（《慎斋遗书》）加减。喉底颗粒增多者，可加桔梗、香附、郁金、合欢花；肾阴虚者，可选用六味地黄丸加减；咽部干燥燃热较重、大便干结者，可用知柏地黄汤加减。

（2）证型：脾气虚弱。

主方：补中益气汤（《脾胃论》）加减。咽黏膜肥厚者，可加丹参、川芎、郁金；痰黏者可加贝母、香附、枳壳；易恶心、呃逆者，可加法夏、厚朴、佛手；纳差、腹胀便溏者，可加砂仁、藿香、茯苓、薏苡仁等。

（3）证型：脾肾阳虚证。

主方：附子理中汤（《阎氏小儿方论》）加减。腰膝酸软冷痛者，可加枸杞子、杜仲、牛膝等；若咽部不适、痰涎清稀量多者，可加半夏、陈皮、茯苓等；腹胀纳呆者，可加砂仁、木香等。

（4）证型：痰瘀互结证。

主方：贝母瓜蒌散（《医学心语》）加减。咽部不适、咳嗽痰黏者，可加杏仁、紫菀、款冬花、半夏等；咽部刺痛、异物感、胸胁胀闷者，可加香附、枳壳、郁金等。

3. 外治

吹喉、含漱、噙化、外敷、热敷、涂敷、针灸、烙法、烟熏、熏洗等外治法。

三、中医灼烙法治疗慢性咽炎案例

【案例一】

患者许某某，男，27 岁。反复咽异物感，干咳 10 余年。患者 10 年前因喜饮辛辣食品出现咽干、咽痒，咽有异物感，有痰黏感。在当地医院行中西医治疗，疗效不佳，遂来本诊所诊治。

检查：咽部黏膜慢性充血，咽后壁淋巴滤泡呈片状增生。

初步诊断：慢性咽炎。

治疗：中医灼烙。

疗效：灼烙 2 次后患者咽干、咽痒症状好转，灼烙 6 次后淋巴滤泡消失，咽痒、咽异物感、痰黏感基本消失。

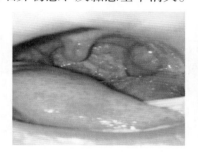
治疗前（口腔咽后壁滤泡性咽炎）

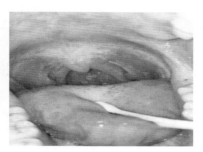
治疗 1 次后出现假膜

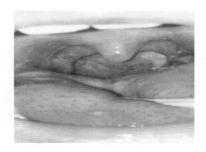
治疗 6 次后

（山东省济宁市任城区尚国强内科诊所案例）

【案例二】

患者王某某，男，32 岁。反复咽异物感 5 年。患者 5 年前无明显诱因出现咽异物感，在当地医院行中西医治疗，疗效不佳，遂来本卫生室诊治。

检查：咽侧索肥厚，咽腔狭窄。

初步诊断：慢性咽炎。

治疗：中医灼烙。

疗效：灼烙 3 次后患者咽异物感基本消失，咽腔狭窄明显改善。

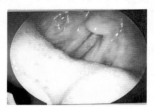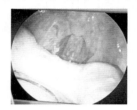

　　　　治疗前　　　　　　　　　　　治疗 3 次后

（山东省聊城市东郝卫生室张医生案例）

【案例三】

患者曾某某，男，38 岁。反复咽痛、咽异物感 10 年。患者 10 年前无明显诱因出现咽痛、咽异物感，每年发作 20 余次。在各级医院行中西医治疗，疗效不佳，遂来本院诊治。

检查：咽部黏膜慢性充血，咽后壁淋巴滤泡呈点状增生。

初步诊断：慢性咽炎。

治疗：中医灼烙。

疗效：灼烙 5 次后患者咽痛、咽异物感减轻，灼烙 14 次后症状基本消失。随访 2 年，每年咽痛、咽异物感仅发作 1 次或 2 次。

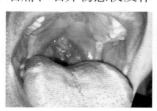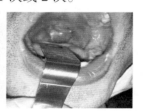

　　　　治疗前　　　　　　　　　　治疗 20 次后

（广西中医药大学第一附属医院耳鼻喉科案例）

【案例四】

患者陆某某，女，27 岁。反复咽痛 6 年余。患者 6 年前无明显诱因出现咽异物感，咽部刺痛不适，频繁清嗓，每月发作 2 次或 3 次。在各级医院行中西医治疗，疗效不佳，遂来本院诊治。

检查：咽部黏膜慢性充血，咽后壁淋巴滤泡呈点状增生。

初步诊断：慢性咽炎。

治疗：中医灼烙。

疗效：灼烙 3 次后患者症状减轻，灼烙 7 次后症状基本消失。随访 1 年，咽痛、咽异物感仅发作 1 次。

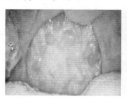 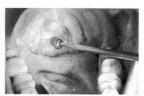

　　　治疗 6 次后

（广西中医药大学第一附属医院耳鼻喉科案例）

【案例五】

患者黄某某，男，26 岁。咽部不适、咽异物感 3 年余。患者 3 年前无明显诱因出现咽部不适、咽异物感，饮食正常，自服罗汉果等清热解毒药后症状稍好转。在各级医院行中西医治疗（不详），疗效不佳，遂来本院诊治。

检查：咽部黏膜慢性充血，咽后壁淋巴滤泡呈片状增生。

初步诊断：慢性咽炎。

治疗：中医灼烙。

疗效：灼烙 2 次后患者症状减轻，灼烙 7 次后症状消失。

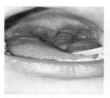 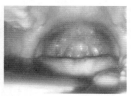

治疗前　　　　　　治疗 7 次后

（广西中医药大学第一附属医院耳鼻喉科案例）

【案例六】

患者高某某，女，35 岁。反复咽痒、咽部不适、咽异物感 10 年。患者 10 年前无明显诱因出现咽痒、咽部不适、咽异物感，每年换季时发作 4～5 次，遂来本院诊治。

　　检查：咽部黏膜慢性充血，咽后壁淋巴滤泡呈点状增生。

　　初步诊断：慢性咽炎。

　　治疗：中医灼烙。

　　疗效：灼烙 2 次后患者症状减轻，灼烙 5 次后症状消失。随访 3 年，前 2 年无复发，第 3 年仅发作 1 次。

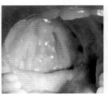 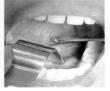

治疗前　　　　　治疗 4 次后

（广西中医药大学第一附属医院耳鼻喉科案例）

【案例七】

　　患者王某某，女，50 岁。反复咽干痒、有异物感 5 年。患者 5 年前无明显诱因出现咽干痒、咽异物感，服用抗生素后症状减轻，但仍反复发作，遂来本院寻求进一步诊治。

　　检查：双侧扁桃体 Ⅱ 度肿大，咽喉部黏膜慢性充血，咽后壁淋巴滤泡呈点状增生。

　　初步诊断：慢性扁桃体炎，慢性咽炎。

　　治疗：中医灼烙。

　　疗效：灼烙 4 次后患者症状减轻，灼烙 8 次后症状消失。随访 2 年无复发。

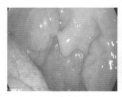 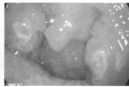 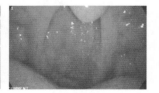

治疗前　　　　　　治疗 1 次后　　　　　　治疗 8 次后

（广西中医药大学第一附属医院耳鼻喉科案例）

【案例八】

　　患者苏某，女，27 岁。反复咽异物感 7 年余。患者 7 年前无明显诱因出现咽异物感、干呕、恶心不适，尤其在刷牙时有明显的恶心感。曾在别的医院治疗，服用中成药（慢咽舒宁），症状未见好转，遂来本院诊治。

检查：咽后壁淋巴滤泡增生。

初步诊断：慢性咽炎。

治疗：中医灼烙。

疗效：灼烙 3 次后患者症状减轻，灼烙 5 次后症状消失。随访 2 年无复发。

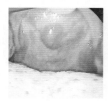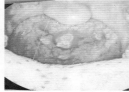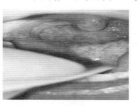

治疗前　　　　　治疗 1 次后　　　　　治疗 5 次后

（广西中医药大学第一附属医院耳鼻喉科案例）

【案例九】

患者陆某某，男，36 岁。咽痒、咽异物感 10 年。患者 10 年前无明显诱因出现咽痒、咽干、咽异物感和刺激性咳嗽，每天含服大量金嗓子喉宝，含服时上症可缓解，停药后症状如前，曾于多家医院行抗炎及抗过敏治疗，症状未见明显好转，遂来本院诊治。

检查：咽部黏膜慢性充血，咽后壁淋巴滤泡呈点状增生。

初步诊断：慢性咽炎。

治疗：中医灼烙。

疗效：灼烙 4 次后患者咽痒、刺激性咳嗽症状减轻，灼烙 10 次后症状消失。随访 3 年无复发。

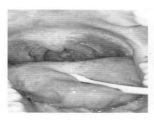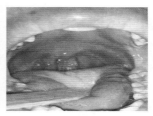

治疗前　　　　　　　　治疗 10 次后

（广西中医药大学第一附属医院耳鼻喉科案例）

【案例十】

患者陈某某，男，43 岁。反复咽干痒、咽异物感 10 年，加重 2 年。患者 10 年前无明显诱因出现咽干痒、咽异物感，曾在当地医院用西药治疗，病情稍好转，但近 2 年来咽干痒、咽异物感加重，遂来本卫生室诊治。

检查：咽部黏膜慢性充血，咽后壁淋巴滤泡呈点状增生。

初步诊断：慢性咽炎。

治疗：中医灼烙。

疗效：灼烙 2 次后患者症状减轻，灼烙 4 次后咽干痒、咽异物感症状消失。随访 1 年无复发。

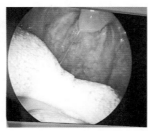 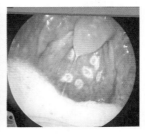

治疗前　　　　　　　　　治疗 1 次后

（山东省聊城市东郝卫生室张医生案例）

第三节　喉　咳

一、喉咳的中医辨治

（一）中医对喉咳的认识

喉咳是以阵发性咽喉奇痒、干咳连连为主要特征的疾病。本病临床上较为常见，可发生于各个年龄段，病程可长可短。中医治疗此病疗效明确，具有一定的优势。西医学的变应性咽喉炎及以干咳为主要症状的咽喉疾病等均可参考本病进行辨证治疗。

（二）喉咳的历史沿革

古代医籍中没有"喉咳"的病名，但中医古籍中的"干咳""呛咳""燥咳""风咳""郁咳"等均与"喉咳"有相似之处。

很多医家将咽痒咳嗽责之于肺燥。如明代《景岳全书》卷十九记载"肺属燥金，为水之母，阴损于下，则阳孤于上，水涸金枯，肺苦于燥，肺燥则痒，痒则咳不能已"，认为咽痒咳嗽是阴虚肺燥所致。清代《医碥》卷二中描述咳嗽的特点"燥痒不能忍因咳，咳因痒，痒因火燥"，认为是"木火刑金而肺叶干皱则痒，痒则咳，此不必有痰，故名干咳"。在《丁甘仁医案》卷四中列有"咳呛两月，音声不扬，咽喉燥痒"医案，认为是"初起因风燥袭肺，继则燥热伤阴，肺金不能输化，津液被火炼为稠痰"所致，治以养肺疏风，清燥化痰，方用补肺阿胶汤加减。《证治汇补》八卷中指出："外感风寒，概应温散，不知久则传里，变为郁咳。"这里所说的"郁咳"与本病相似。

也有很多医家强调喉咳与脾土的关系。如《素问·阴阳类论》云"喉咽干燥，病在土脾"，《医学心悟》谓"久咳不已，补土以生金"，《重楼玉钥·诸风秘论》又谓"咽主地气，属脾土"，故有"咽喉者，脾胃之候"之说。脾为气血生化之源，脾土失健，导致气虚、血少、津亏；脾不升清则难以上养于咽喉，津血同源，血虚则生风，而致咽痒如蚁行、干燥而引起咳嗽。

现代著名医家干祖望教授在 1989 年出版的光明中医函授大学教材《中医喉科学讲义》中首次提出"喉源性咳嗽"的概念，在 1999 年出版的《干氏耳鼻咽喉口腔科学》中分析"喉源性咳嗽"的病因主要是"很多医家不论什么感冒、咳嗽，不知解表，只懂止咳……终致浮邪不泄，兽困肺经，从此即干咳难止"，并指出"感冒、风寒咳嗽、风热咳嗽等有浮邪的急性病，总以宣散为宜，切忌收敛遏邪"。

喉咳作为病名，是干祖望教授在 1989 年出版的《中医喉科学讲义》中提出，经 1993 年济南全国中医耳鼻咽喉科学术会议审定，1994 年由熊大经教授在国家标准中提出，1997 年由国家技术监督局发布的《中医临床诊疗术语·疾病部分》收录。2008 年首次将"喉咳"写入大学本科教材，并将喉咳定义为"以突然和反复发作的咽喉干痒、咳嗽痰少为主要临床表现的咽喉疾病"。2016 年，刘蓬教授主编的全国中医药行业高等教育"十三五"规划教材《中医耳鼻咽喉科学》将喉咳定义为以阵发性咽喉奇痒、干咳连连为主要特征的咽喉疾病，更加明确了"喉咳"这个病名的定义。

（三）喉咳的病因病机

咽喉既是人体的局部组织器官，也是脏腑之外窍，由于咽喉与人体多个脏腑及多条经脉相关，故喉咳的病位主要在咽喉，但与肺、脾、胃、肝、肾等脏腑关系密切。咽喉为气息出入之门、肺胃系之首。肺主皮毛，咽喉黏膜可视为肌肤的延伸。咽喉得脏腑经气之温煦，得脏腑阴液之濡润，则咽喉功能健旺而得以发挥其正常生理功能。若感受风邪、宣发不彻，或饮食失节，或病初频服凉性药、收敛药，或滥用抗生素、滋补药及过食辛辣肥甘、醇酒厚味等使邪滞肺经，闭门留寇而致本病；也可因外邪入久、失治误治、久郁伤阴、阴虚火旺，上灼于喉；或素体阴虚、有内热，复因外感时邪失于疏散，浮邪不得外达，导致火郁内结，旋于肺门而致本病；也可因禀质过敏，异气刺激咽喉，引起肺气上逆而致本病。《素问·太阴阳明论篇》曰"伤于风者，上先受之""痒则为风"，咽痒作咳，为风邪客于咽喉所致。肺为华盖，而咽喉又在肺之上端，故外邪最易侵犯。若风邪外袭，肺失宣肃，可致邪壅咽喉而发病。

喉咳一症，主要是感受风邪，疏解不彻，肺失宣肃，邪壅咽喉而发病。风有内外之分，外风致咳者，多为外感六淫之后，余邪夹风客于咽喉而引发；内风致咳者，多为肝郁化火动风，风淫上扰咽喉所致（肝风之咳，每见咽喉作痒，气逆作咳，咳时面赤，胸胁胀痛，口干苦等症）。亦有因脏腑功能失调或素体禀赋不足，精微不能上承，咽喉失于濡养而致喉咳，其病位虽在咽喉，但涉及肺、脾、胃、肝、肾等脏腑。

（四）喉咳的诊断要点

阵发性咽喉奇痒、干咳连连。

（五）喉咳的辨证论治

1. 风邪外袭

主证：咽痒，干咳少痰，不易咯出。遇风则咽痒甚，痒即作咳，多呈阵发性，咳甚则声嘶，或鼻流清涕，或口干思饮；舌淡红、苔薄白，脉浮紧。

治法：疏风散邪，利咽止咳。

方药：止嗽散（见于《医学心悟》）加减。常用药物有荆芥、桔梗、白前、紫菀、百部、陈皮、甘草等。

化裁：兼鼻塞、流涕者，可加白芷、辛夷、防风等；声嘶者，可加胖大海、蝉蜕等；咽干不适者，可加蝉蜕、牛蒡子等。

临证参考：咽痒、干咳是喉咳的常见症状，止嗽散是治疗咳嗽的著名方剂，可用于感受风邪，肺失宣肃，邪壅咽喉的咽痒、咳嗽。但在临证时，需针对具体病因病机适当遣方用药。故治疗风邪外袭的喉咳时，一是重在疏风祛邪，二是注意利咽止咳。风邪在表，自当以疏风祛邪为主，病变部位主要在咽喉则以利咽止咳为辅。

2. 肺卫不固

主证：咽痒、干咳无痰，咳嗽遇风或遇冷即发，或咽喉受异气刺激即作痒干咳，阵发不止，甚则呛咳而作呕、遗溺，伴见畏风怕冷，气短懒言等症状。舌淡、苔薄白，脉弱。

治法：益气固表，祛风止咳。

方药：玉屏风散（见于《丹溪心法》）合桂枝汤（见于《伤寒论》）加减。常用药物有黄芪、白术、防风、桂枝、芍药、生姜、大枣、炙甘草等。

化裁：咳甚者可加紫菀、款冬花、前胡等；短气、疲劳即作咳者，可加党参、淮山药等；咳甚则遗溺者，可加益智仁、桑螵蛸、补骨脂等；食欲不振、便溏者，可加砂仁、石菖蒲等。

临证参考：喉咳患者因禀赋不足而易感受风邪，如嗜食香燥之品，或因气候燥热、空气粉尘、异味气体的刺激，邪气久羁郁闭于咽喉，故见咽痒、干咳，病程可迁延数年。病机乃禀质特异，卫表不固，自当以益气固表为主，病变部位主要在咽喉则以祛风止咳为辅。

3. 脾气虚弱

主证：喉痒，痒即作咳，干咳少痰，劳则加重。可伴有神疲乏力、少气懒言、纳呆便溏、胸闷脘痞等症状。舌淡胖、苔白或腻，舌边有齿印，脉沉细弱。

治法：健脾益气，利咽止咳。

方药：六君子汤（见于《妇人良方》）加减。常用药物如党参、白术、茯苓、甘草、半夏、陈皮等。

化裁：咽痒甚者，可加防风、荆芥等；纳呆、便溏者，可加砂仁、石菖蒲等；舌苔腻者，可加厚朴、苍术等。

临证参考：喉咳病位在咽喉，但与肺胃关系密切，咽喉总络系肺胃，因外感失治误治，或内伤饮食，致脏腑亏损，脏腑功能失调，咽喉失于濡养而致，病情易反复发作，缠绵难愈。病邪在脾，自当以健脾化痰为主，病变部位主要在咽喉则以利咽止咳为辅。

4. 阴虚火旺

主证：咽干痒不适，干咳无痰，或少痰难咯，"吭喀"清嗓不止；或咽部灼热感，夜间尤甚。偏肺阴虚者咽干，饮水则舒，多言则咳；偏肾阴虚者咽痒咳嗽，日久频作，咳声短促，尤以夜间为甚，五心烦热，腰酸腿软。舌红或微红、苔薄少津或苔少，脉细数。

治法：滋阴降火，润喉止咳。

方药：百合固金汤（见于《医方集解》）合贝母瓜蒌散（见于《医学心悟》）加减。常用药物如百合、生地、熟地、麦冬、玄参、当归、芍药、贝母、桔梗、甘草、瓜蒌、天花粉等。

化裁：腰膝酸痛者可加枸杞子、黄精、杜仲、续断等；若咳而遗溺者，可加益智仁、桑螵蛸等；咽痒者可加防风、荆芥等；咳甚者可加五味子、乌梅、诃子肉等。

临证参考：因外邪侵袭日久，或失治误治，或久郁伤阴，或素体阴虚、有内热，复因外感时邪，失于疏散，浮邪不得外达，导致火郁内结，旋于肺门，阴虚火旺，咽喉失于滋养而致咽痒、干咳。病机乃肺肾阴虚，自当以滋阴降火为主，病变部位主要在咽喉则以润喉止咳为辅。

5. 瘀血阻滞

主证：咽痒、干咳无痰，呈阵发性、痉挛性或持续性咳嗽，喉部有刺痛感、烧灼感，渴喜温饮。舌暗，或有瘀点、瘀斑，脉弦涩或细涩。

治法：活血化瘀，润燥止咳。

方药：桃红四物汤（见于《医宗金鉴·妇科心法要诀》）加减。常用药物如桃仁、红花、当归、熟地、川芎、白芍等。

化裁：咽痒甚者，可加蝉衣、干地龙等；咳甚者，可加紫菀、款冬花、前胡等；大便干结者，可加杏仁、火麻仁、厚朴等。

临证参考：久病使机体气机运行不畅，气滞则血瘀，故见气血瘀阻咽喉，瘀血阻滞，津不上承，咽喉失养，干燥而咳。所谓"久病成瘀"，瘀能致燥，燥能生风，风可致痒，痒作即咳，故该病往往久治难愈。病机乃气滞血瘀，自当以活血化瘀为主，病变部位主要在咽喉则以润燥止咳为辅。

二、过敏性咽炎的西医诊治

（一）西医对过敏性咽炎的认识
目前西医学的过敏性咽炎及以干咳为主要症状的咽喉疾病与喉咳相似。

过敏性咽炎是一种咽部黏膜的炎性病变，常常与鼻炎、咳嗽等同时发生，是一种常见的发生在咽喉部位的过敏性疾病，常继发于急性鼻炎、鼻窦炎、急性咽炎，为整个上呼吸道感染的一部分。多数的过敏性咽炎患者，都是因过敏原通过呼吸系统从鼻腔、口腔到达咽部，咽部黏膜受到刺激，出现咽喉肿痛、发痒、干咳、发热等症状。

（二）过敏性咽炎的现代研究
1. 过敏性咽炎的病因
过敏性咽炎的发病原因主要是咽部黏膜、黏膜下及淋巴组织的弥漫性炎症。一般是病毒或细菌入侵咽喉引起。无论是病毒还是细菌引起的咽喉炎，都会引起咽喉疼痛和吞咽困难，情况严重时还会导致呼吸困难。目前，并无特效治疗药物。

2. 过敏性咽炎的病理
咽喉是吞咽食物、发音的器官，是人体的重要器官之一，过敏性咽炎在急性期可以适当选用抗病毒药物治疗，以防止从急性咽炎演变成慢性咽炎。但是，如治疗不彻底或反复感染，细菌的抗原物质即可入血，刺激免疫系统产生抗体，抗原抗体形成免疫复合物，因此莫把咽炎当"小病"而忽视治疗。早确诊、早治疗，对于过敏性咽炎患者来说极其重要。

（三）过敏性咽炎的临床检查
慢性咽炎的病程发展缓慢，病变部位隐蔽，故往往早期不易明确诊断。

根据临床表现，仔细检查咽部，对于咽反射敏感或不能配合检查的病人可采用纤维鼻咽镜或电子喉镜检查。必要时做活检，以明确诊断，排除鼻咽肿瘤。行颅底 X 射线检查及颅脑 CT 或磁共振检查有助于鉴别诊断。

（四）过敏性咽炎的治疗方法

由于过敏性咽炎属于免疫系统疾病，因此在治疗的过程当中不可简单地将其等同于普通病菌感染类型的咽炎。增强机体免疫力，改善过敏体质，是防治过敏性咽炎的核心环节。然而，还是有许多过敏性咽炎患者因为病始发时以为是着凉或小感冒，没有引起足够重视，从而延误了治疗时机；还有部分患者反复上医院治疗，可能因为诊断失误，没有及时针对过敏症状进行施治，用药的过程中常常与普通的支气管炎、肺炎等一并对待，这也难怪许多过敏性咽炎患者总是迁延不愈。虽然说引起敏性咽炎的最重要因素当属免疫系统功能较差，但是生活中还有许许多多外部因素会直接加重过敏性咽炎。比如说天气突然变冷、饮用刺激性饮品、大量食用海鲜、嗜好烟酒、情绪长期低落、生活工作过度紧张劳累等都会直接影响到咽炎的发作程度。因此，对于过敏性咽炎患者，采取积极有效的防治措施增强机体免疫力、尽快脱敏是必不可少的关键环节。其次就是针对咽炎的某些症状进行对症治疗，如针对咽喉红肿、发痒等炎症症状，脱敏的同时消除炎症、排除体内毒素等也能够尽快缓解过敏性咽炎感官上的痛苦。目前，西药治疗大多是暂时控制病情，但服用太多抗生素对人体有害无益，因为滥用抗生素可能导致咽部正常菌群失调。别忘记，抗生素太多也有副作用，会引起细菌抗药性加强，人体免疫功能减退，致使病情反复难愈。

参考文献

［1］曲汝鹏，孙海波，冷辉．中医烙治、啄治法治疗慢性扁桃体炎 240 例［J］．环球中医药，2016，9（1）：97-99.

［2］曲汝鹏，孙海波，冷辉，等．中医烙法治疗慢性扁桃体炎的多中心临床研究［J］．辽宁中医杂志，2016，43（4）：780-782.

［3］李媛，孙海波，石磊．中医烙法对慢性扁桃体炎患儿免疫球蛋白影响的临床研究［J］．中国医学文摘：耳鼻咽喉科学，2017，32（5）：246-248.

［4］黄永林，孙永东，陈隆晖．中医灼烙方法治疗慢性扁桃体炎的临床效果［J］．陕西中医，2015（7）：875-876.

［5］陈隆晖，杨思进，张勉．灼烧技术治疗慢性扁桃体炎 97 例临床观察［J］．中医杂志，2012，53（13）：1119-1122.

［6］张勉，陈潇，陈隆晖．中医灼烙法在治疗咽部疾病的应用［J］．辽宁中医杂志，2011，38（6）：1153-1154.

［7］孙永东，陈隆晖，陈晓林．两种烙法治疗虚火乳蛾的对照临床观察［C］// 中华中医药学会耳鼻喉科分会第十六次全国学术交流会论文摘要．中华中医药学会，2010.

［8］陈隆晖．国家中医药管理局农村中医适宜技术推广专栏（六）：改进灼烙法治疗慢性扁桃体炎技术［J］．中国乡村医药，2007，14（7）：3-4.

［9］胡文健，陈隆晖．灼烙法治疗慢性扁桃体炎 68 例［J］．陕西中医，2006，27（3）：342-344.

［10］陈隆晖，陈瑶，杨家惠．90 例灼烙治疗慢性扁桃体炎患者红细胞免疫复合物检测报告［J］．泸州医学院学报，2004，27（1）：48-49.

［11］陈隆晖，程涛，姜玉良．改进灼烙法对慢性扁桃体炎临床及免疫功能的研究［J］．中国中西医结合耳鼻咽喉科杂志，2004，12（1）：22-24.

［12］陈隆晖．小烙铁烙治疗慢性扁桃体炎［J］．泸州医学院学报，1990，13（2）：142-143.

［13］褚子才，尤爱娟．中医烙治、啄治法治疗慢性扁桃体炎的临床观察［J］．内蒙古中医药，2016，35（13）：107.

［14］李妙媛，潘立晋．扁桃体灼烙法治疗儿童鼾眠的临床观察［J］．大众科技，2016，18（8）：69-70.

［15］何苗，刘洋，李敏清．灼烙法治疗慢性扁桃体炎120例［J］．河南中医，2014，34（10）：1979-1980.

［16］黄建峰．浅谈中医灼烙法治疗慢性扁桃体炎的进展［C］//中华中医药学会第八次外治学术会议论文集．2012：137-137.

［17］刘大新．啄治法治疗慢性扁桃体炎技术操作规范［C］//中华中医药学会耳鼻喉科分会第十八届学术交流会暨世界中联耳鼻喉口腔科专业委员会第四届学术年会中西医结合耳鸣耳聋新进展学习班论文集．2012：105-106.

［18］宁万金．啄治法与烙治法治疗慢性扁桃体炎的临床观察［D］．广州：广州中医药大学，2010.

［19］石钟坤，曹海，石磊．中医电烙法治疗慢性扁桃体炎的独特效应（英文）［J］．中国临床康复，2006，10（15）：69-70.

［20］孙永东，贺晓芳，杨朝纲．灼烧技术治疗慢性扁桃体炎对患者免疫功能的影响［J］．重庆医学，2018，47（14）：1941-1943.

［21］孙永东，贺晓芳，杨朝纲．灼烧技术对慢性扁桃体炎患者TLR-NF-κB信号通路及相关细胞因子的影响研究［C］//中华中医药学会耳鼻喉科分会第二十三次学术年会、世界中联耳鼻喉口腔科专业委员会第九次学术年会论文集．2017：342-343.

［22］夏慧．探讨灼烧技术在治疗慢性扁桃体炎中对 β-防御素-3表达的影响［D］．泸州：西南医科大学，2016.

［23］黎再云．灼烧治疗慢性扁桃体炎技术优化研究［D］．泸州：泸州医学院，2012.

［24］魏璐璐．灼烧技术治疗慢性扁桃体炎前后扁桃体组织CD4+、CD8+T淋巴细胞数量的研究［D］．泸州：泸州医学院，2012.

［25］吴华英．探讨灼烙法在治疗慢性扁桃体炎中对扁桃体M细胞及CK4、CK13的影响［D］．泸州：泸州医学院，2010.

［26］李莉莉．灼烙法治疗慢性扁桃体炎前后扁桃体HE染色病理结构变化和巨噬细胞数量的研究［D］．泸州：泸州医学院，2010.